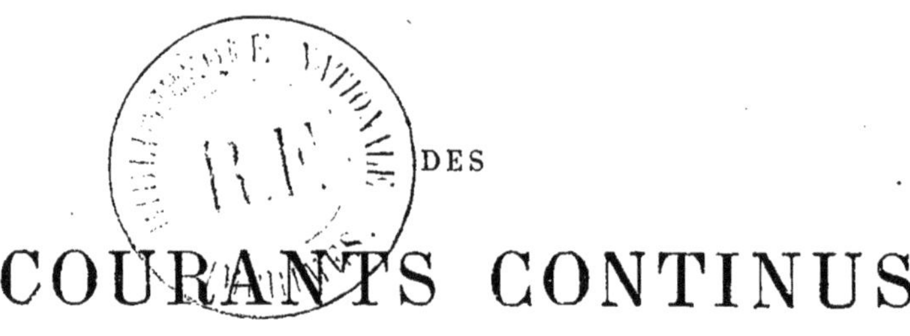

DES

COURANTS CONTINUS

FAIBLES ET PERMANENTS

DANS LE

TRAITEMENT DES PARALYSIES ET DES CONTRACTURES

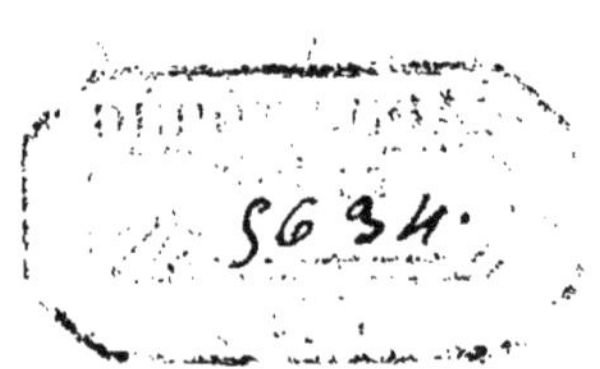

DES

COURANTS CONTINUS

FAIBLES ET PERMANENTS

DANS LE

TRAITEMENT DES PARALYSIES ET DES CONTRACTURES

PAR

M. LÉON LE FORT

Professeur agrégé à la Faculté, chirurgien de l'hôpital Lariboisière

---

LU A LA SOCIÉTÉ DE CHIRURGIE LE 20 MARS 1872

PARIS

IMPRIMERIE DE E. MARTINET

RUE MIGNON, 2

1872

DES

COURANTS CONTINUS

FAIBLES ET PERMANENTS

DANS LE

TRAITEMENT DES PARALYSIES ET DES CONTRACTURES

Messieurs,

Dans la dernière séance, j'ai eu l'honneur de vous présenter deux malades guéris par l'application permanente, ou du moins très-longtemps prolongée, de faibles courants électriques, l'un d'une paralysie de l'avant-bras, l'autre d'une paralysie avec contracture des muscles du mollet et de la plante du pied. Je n'ai pu que soumettre ces malades à votre observation, l'heure étant trop avancée pour me permettre de vous entretenir de leur histoire, et surtout du traitement auquel ils ont dû leur guérison.

Voici d'abord l'observation de ces deux malades :

Obs. I. — *Entorse du poignet et des articulations carpo-métacarpiennes du côté droit. Paralysie des muscles de la main et de l'avant bras.* — Le nommé Victor G...., âgé de dix-huit ans, tapissier entra à l'hôpital Lariboisière le 8 janvier 1872. Environ quinze jours auparavant, à la suite d'un mouvement exagéré de torsion de la main pour soulever un meuble un peu lourd, il ressentit un craquement dans le poignet, accompagné d'une vive douleur, et il lui fut dès lors impossible de travailler. On lui fit des applications d'eau blanche et d'eau-de-vie camphrée, et l'on pratiqua même, sur la face dorsale de la main, une incision superficielle qui donna issue à un peu de sérosité louche.

A l'arrivée du malade, je constate un œdème général de la main, un empâtement considérable ayant son centre au niveau de l'articulation du deuxième métacarpien avec le carpe, et une vive douleur à ce niveau, très-augmentée par la pression. Je me bornai à faire appliquer un bandage compressif et un badigeonnage iodé.

Deux jours après (10 janvier), l'œdème et la douleur commencent à diminuer, et l'amélioration continue les jours suivants sous l'influence des mêmes moyens, auxquels j'ajoute le massage.

Le 20 janvier, la douleur a cessé; mais nous constatons que le malade ne peut relever les doigts et que l'avant-bras présente des signes d'amaigrissement et, peut-être même, d'atrophie musculaire.

Le 22, j'essaye l'état de la contractilité musculaire par les courants d'induction. Les muscles répondent à peine lorsque les rhéophores sont appliqués sur l'avant-bras; ils relèvent sensiblement la main et les doigts lorsque les rhéophores sont appliqués, l'un sur l'avant-bras, l'autre sur le radial, ou le cubital ou le médian.

Jusqu'au 8 février, nous continuons à faire chaque matin une séance de faradisation; mais il n'y a qu'une légère amélioration; le malade ne peut arriver à fermer complétement les doigts, et l'amaigrissement des muscles de l'avant-bras ne semble pas arrêté.

Le 12 février, j'applique un courant descendant produit par deux couples de la pile Callot-Trouvé. Le pôle positif est appliqué au haut du bras, le pôle zinc ou négatif à la partie inférieure de l'avant-bras; l'application a lieu au moyen d'une plaque de cuivre d'un diamètre de 8 centimètres environ, posée sur quelques compresses mouillées. Le tout, recouvert d'un morceau de taffetas gommé, est retenu en place par quelques tours de bande. Dès le deuxième jour, tout empâtement a disparu au poignet, la roideur articulaire a diminué; le malade ferme les doigts et relève la main.

Jusqu'au 1er mars, deux éléments ont été constamment appliqués, sauf pendant une demi-journée le jeudi et le dimanche. Deux ou trois fois, en déplaçant l'appareil pour humecter les compresses, le malade a laissé l'un des rhéophores toucher la peau, ce qui a permis, par électrolyse, la formation de petites eschares superficielles.

Le 6 mars, le malade demande à sortir; il se juge complétement guéri. Cependant si l'intégrité des mouvements est revenue, il reste encore un peu d'atrophie, qu'une plus longue application des courants eût fait disparaître. Bien que les muscles de l'avant-bras aient repris depuis les derniers quinze jours une grande partie de leur volume, tout le membre supérieur droit est plus maigre, plus flasque que le gauche, et la différence se remarque également pour les muscles des éminences thénar et hypothénar. La force dans les mouvements du poignet et des doigts est moins grande du côté affecté, mais le malade, qui apprécie peu ces différences, se juge tout à fait guéri, et veut aller reprendre ses occupations. Je ne m'oppose pas à sa sortie, car je suis convaincu par expérience que le travail rendra maintenant aux muscles tout leur volume et toute leur énergie.

OBS. II. — *Contracture avec atrophie des muscles du mollet et de la plante du pied; guérison par les courants continus permanents.* Le nommé D... (Emile), âgé de dix-huit ans, entra à l'hôpital Lariboisière le 12 janvier 1872.

Il y a un an, le malade éprouva, sans cause appréciable, une douleur exclusivement limitée à l'articulation tibio-tarsienne droite, mais sans œdème du pied ou du cou-de-pied. Cette douleur disparut spontanément après deux mois. Il y a dix-huit mois environ, la douleur, après avoir cessé à droite, apparaissait à gauche, lorsqu'il se fit une légère entorse du même pied en descendant de voiture. La douleur reparut, mais en arrière et au-dessus du talon, et jamais sur les côtés de l'articulation tibio-tarsienne, ni à la face plantaire, ni au niveau des articulations des orteils avec le métatarse. La douleur resta localisée au-dessus du talon et dans le mollet. Bientôt le malade s'aperçut qu'il marchait difficilement, seulement sur la pointe du pied, et que le talon ne touchait pas le sol. Pendant ces huit mois, le malade vit plusieurs médecins, qui lui prescrivirent des frictions sur le mollet. Ces traitements ne furent suivis d'aucun résultat.

Lors de son entrée à l'hôpital, nous constatons que le malade est atteint d'une notable claudication : le pied ne peut être ramené à l'angle droit avec la jambe. Ces tentatives s'accompagnent d'une vive douleur au talon et dans le mollet, et l'on constate une forte tension des muscles du mollet. Si l'on appuie sur l'extrémité du métatarse, on sent l'aponévrose plantaire fortement tendue, indépressible, formant comme une corde saillante, ce qu'on ne trouve pas de l'autre côté. La pression sur le mollet est douloureuse ; tout le membre inférieur gauche est amaigri ; la différence entre les deux côtés est de 2 centimètres pour la cuisse, de 3 centimètres pour la jambe au niveau du mollet. La peau est plus pâle, moins couverte de poils. Il y a de la claudication et de l'hésitation dans la marche. Le malade monte facilement les escaliers, mais il les descend avec plus de peine. S'il reste quelque temps à genoux, il a de la difficulté à se relever. Il a assez souvent des crampes dans le mollet gauche.

Le 30 janvier, j'applique, de la cuisse au dos du pied, un courant de deux éléments Callot-Trouvé. Dès le lendemain, le malade se sent déjà le mollet moins roide, et en effet il paraît y avoir moins de tension du tendon d'Achille, en même temps qu'un peu plus de facilité dans le mouvement du pied. On ajoute un élément.

Le 8 février, le malade a continué à se sentir amélioré ; la roideur a diminué sensiblement. On ajoute un quatrième élément. Il les conserve appliqués jusqu'au 28 février, jour et nuit, sauf le jeudi et le dimanche, où il prend une demi-journée de repos et de promenade.

Le 1er mars, comme le précédent malade, son voisin de salle, il se juge guéri et veut absolument retourner dans sa famille. En effet, il n'y a plus de roideur ni de tension quand la marche a lieu au pas ordinaire. Cependant lorsque le malade court, il sent encore un peu de traction sur le talon ; la flexion est un peu plus limitée que du côté sain. Le membre gauche, au lieu d'être contracturé comme au début, est un peu plus flasque que le membre droit, surtout quand le malade est au lit. La contraction des muscles du mollet est aujourd'hui tout à fait volontaire. Si le malade, étant debout, relâche ses muscles, on ne sent aucune différence entre le côté gauche et le côté droit. Le pied porte dans toute sa longueur, et le talon appuie sur le sol. La différence entre les deux membres n'est plus que d'un demi-centimètre, aussi bien pour la cuisse que pour la jambe.

Ce n'était pas la première fois que j'appliquais les courants continus faibles, mais permanents, au traitement des paralysies musculaires. Je vous ai déjà entretenu d'un malade que j'ai guéri ainsi à l'hôpital Cochin, en 1869, d'une paralysie complète de la sensibilité et du mouvement dans tout le membre supérieur gauche, paralysie survenue à la suite d'une luxation de l'épaule. Je rappellerai brièvement cette observation :

Obs. III. — Le nommé C..., âgé de trente-six ans, casseur de pierres, fit une chute sur le côté gauche. Il ne put se relever et resta un jour et une nuit sur le lieu de la chute. Relevé par un passant, il put regagner son domicile, et c'est à ce moment seulement qu'il s'aperçut de l'impossibilité où il était de faire usage du bras gauche, lequel pendait inerte le long du corps. Rentré chez lui, il fut pris d'une fièvre, accompagnée de délire, qui dura une vingtaine de jours. Pendant sa convalescence, il attira l'attention de son médecin sur la lésion du membre. On constata une luxation de l'épaule qui fut réduite vers le milieu de décembre. Lorsque, après quinze jours, on retira le bras de l'écharpe qui le maintenait fléchi, on s'aperçut de la persistance de la paralysie. Le malade fut envoyé à Paris le 26 janvier. Lors de l'entrée à l'hôpital nous pûmes constater les faits suivants :

Le bras gauche pend inerte le long du corps; la tête de l'humérus paraît un peu plus saillante et plus élevée que du côté droit; le deltoïde est atrophié, ainsi que le biceps, ce qui donne au membre la forme d'un cylindre renflé au niveau du coude. L'avant-bras présente à peu près sa forme normale. La main est tuméfiée, les doigts ont une forme cylindrique et un aspect luisant, par suite de la disparition des plis de flexion. Toute la peau du membre paralysé est plus sèche que celle du côté sain; elle présente une couche assez épaisse d'écailles épidermiques; elle a, en outre, perdu de son élasticité et ne glisse pas facilement sur les tissus sous-jacents. Tout mouvement du bras, de l'avant-bras et des doigts est impossible. L'attouchement de la peau du bras est très-douloureux, mais sur tout l'avant-bras et sur toute la main, le contact, le pincement, la piqûre, ne sont pas sentis.

L'application d'un énergique courant d'induction ne suscite aucun mouvement appréciable dans le deltoïde et les muscles du bras. Je crus pouvoir attribuer cette absence d'excitabilité à une transformation graisseuse déjà assez avancée des fibres musculaires. J'avais lieu de croire à l'inutilité de tout traitement; cependant, sachant que *les courants électriques continus agissent non comme les courants interrompus, en faisant faire en quelque sorte de la gymnastique aux muscles, mais en modifiant la nutrition des parties*, je songeai d'autant mieux à y avoir recours que je m'occupais à cette époque de cette question, au point de vue de la résorption des tumeurs.

Je fis usage de quatre éléments de moyen modèle de la pile de Marié-Davy, au protosulfate de mercure. L'un des électrodes est appliqué sur le bras, l'autre sur l'avant-bras; mais les plaques de cuivre sont séparées de la peau par une compresse trempée dans l'eau. Malgré cette précaution, le malade ayant quelquefois dérangé son appareil, de telle façon que les électrodes de cuivre portaient directement sur la peau, trois ou quatre petites eschares de la largeur de 4 à 6 millimètres se formèrent sur l'avant-bras. Le nombre des éléments est, dès les premiers jours, réduit à trois; chaque séance d'application du courant est, en moyenne, de quatre heures.

Pendant plus de quinze jours on n'observe aucun changement; vers les derniers jours de février, la sensibilité de la peau a reparu sur la partie supérieure de l'avant-bras. Au commencement de mars, on remarque, sur la face postérieure de la main, au niveau du carpe, une tumeur arrondie d'environ 2 centimètres de diamètre, dure, résistante, paraissant réunir les tendons de l'extenseur commun des doigts, et semblable à celles qu'on rencontre quelquefois dans certaines paralysies saturnines.

22 mars. — L'amélioration qui s'est manifestée depuis quelques semaines se prononce chaque jour davantage. Le chatouillement, même le plus léger, est perçu dans toute l'étendue du bras. Le contact de l'ongle effleurant la peau est senti dans toute la hauteur de l'avant bras; mais, à 7 centimètres au-dessus du poignet, la sensibilité cesse brusquement, et toute la main est complétement insensible. Dans cette partie inférieure de l'avant-bras, insensible à l'attouchement, la pression est perçue et la piqûre de la peau avec une épingle ne donne d'autre sensation que celle d'une pression simple.

Le froid et la chaleur sont perçus dans les mêmes régions et dans la même proportion que les attouchements. Les muscles de l'épaule obéissent à la volonté ; le malade lève le bras horizontalement ; mais s'il dépasse ce niveau, l'avant-bras, obéissant à la pesanteur, se tourne dans la pronation, se fléchit, retombe et viendrait frapper la figure du malade s'il ne la garantissait avec l'autre main.

La peau est redevenue souple ; elle n'est plus écailleuse ; les doigts ont repris leur forme.

Le 4 avril, la sensibilité descend jusqu'au poignet ; l'avant-bras ne retombe plus par son propre poids ; le malade commence à pouvoir à volonté le fléchir ou l'étendre. Le nombre des éléments est porté à cinq. Je crois inutile de m'étendre sur le détail de la réapparition des mouvements et de la sensibilité. Le progrès était continu, mais toujours la sensibilité reparaissait avant la motricité. Au 25 juin, la guérison n'était plus douteuse, mais elle n'était pas absolument complète. Les doigts avaient recouvré la sensibilité, mais les mouvements étaient encore difficiles et sans force. Quant au bras et à l'avant-bras, ils avaient repris leur force et leur volume. Le malade, autorisé à sortir dans la journée pour faire quelques démarches à l'effet de trouver une place, nous fut ramené à deux heures du matin dans un état complet d'ivresse. N'admettant point l'indulgence pour l'ivrognerie, je dus à regret le renvoyer incomplétement guéri ; mais je ne doutai point que la guérison, déjà presque compléte, ne se complétât d'elle-même par l'exercice. En effet, une lettre que m'adressa le malade le 24 décembre, m'apprit que la sensibilité et le mouvement avaient complétement reparu dans tout le membre ; seulement, il y restait une plus grande susceptibilité à ressentir les effets du froid, et le malade devait se protéger la main avec un gant.

J'appliquai le même mode de traitement à un autre malade atteint de paralysie du deltoïde, suite de contusion.

Le malade, âgé de trente-trois ans, terrassier, resta en traitement pendant deux mois. Le deltoïde était non-seulement paralysé, mais atrophié, lors de l'entrée du blessé à l'hôpital, le 21 février 1870 ; au moment de son départ, le 19 avril, la guérison était complète.

Un autre malade, âgé de quarante-trois ans, était entré dans mon service, le 18 août 1869, pour une fracture de la colonne vertébrale dans la région lombo-dorsale suivie de paralysie des membres inférieurs. La paralysie de la jambe droite fut de courte durée; mais, du côté gauche, elle continuait à être complète au mois d'octobre suivant. Je soumis alors le blessé aux courants faibles et permanents. La sensibilité puis la motricité reparurent successivement de la racine à l'extrémité du membre ; ils tardèrent beaucoup à se montrer dans les orteils et ne revinrent que vers le mois d'avril 1870.

Les résultats que m'avaient donnés les courants continus, faibles et permanents, avaient été assez remarquables pour m'engager à faire appliquer à demeure, sur une des parois de la salle, des fils conducteurs qui me facilitaient l'emploi de l'électricité sans déplacement de la pile, car j'employais également les courants continus pour chercher la guérison, par absorption, de certaines tumeurs. Je ne puis encore aujourd'hui vous entretenir de ce sujet, mais je dois maintenant vous exposer les motifs qui, depuis 1865 et surtout depuis 1869, m'ont fait appliquer les courants faibles et permanents à la guérison des paralysies et de quelques lésions de nutrition.

Dès la découverte de l'électricité, on essaya fort empiriquement l'action curative des décharges électriques dans le traitement de maladies fort diverses. On employa surtout l'étincelle produite par la machine ou par la bouteille de Leyde. En 1801, Hallé, professeur à la Faculté de médecine de Paris, se servit d'une pile de Volta, formée de cinquante couples, argent et zinc, pour traiter une paralysie faciale. Hallé cherchait à obtenir des contractions musculaires ; les étincelles électriques provenant d'une machine n'amenaient qu'un peu de rougeur à la peau, l'emploi de la bouteille de Leyde produisait quelques légères contractions, le courant continu de la pile de Volta, appliqué pendant cinq minutes, avait produit des contractions beaucoup plus fortes. La guérison fut-elle obtenue? L'observation se tait à cet égard; mais il est intéressant de noter cette tentative d'application des courants continus, tentative qui ne devait se renouveler d'une manière suivie et régulière que près d'un demi-siècle plus tard.

La difficulté de se procurer une source suffisante d'électricité avait fait abandonner l'emploi thérapeutique de cet agent, lorsque la découverte des courants d'induction, faite par Faraday en 1832, permit de recourir facilement à l'électricité dans le traitement des paralysies musculaires. Il n'est pas besoin, Messieurs, de vous rappeler les nombreux et magnifiques travaux de M. Duchenne (de Boulogne) sur l'électrisation localisée et la faradisation.

Qu'on détermine la formation d'un courant induit en faisant passer le courant d'une pile à travers un fil inducteur ou en faisant tourner devant un aimant un morceau de fer doux, tous deux recourbés et entourés d'un fil destiné à recevoir le courant d'induction, les courants, *tels qu'ils sont produits dans les appareils usités dans la pratique médicale*, ne procèdent que par secousses plus ou moins rapprochées; ils ne paraissent avoir d'autre action que de provoquer des contractions musculaires, et l'on ne saurait songer à employer utilement le courant inducteur pour obtenir des effets chimiques d'une certaine durée.

Les courants d'induction, qu'on peut appeler aussi courants interrompus, ont aussi pour propriété particulière de provoquer dans les muscles au niveau desquels on les applique, ou dans les muscles animés par le nerf sur lequel on dirige les rhéophores, des contractions permanentes et en quelque sorte tétaniques; mais il faut, ou, pour être moins exclusif, je dirai il semble qu'il faille, pour obtenir ces contractions, que le muscle ait conservé son intégrité en tant que machine motrice. Si un défaut d'exercice, un commencement d'altération dans la nutrition du muscle ont amené l'*atrophie simple* de ce muscle et des éléments qui le composent, si les faisceaux musculaires ont perdu seulement une partie de leur volume, si leur couleur, si leur striation est moins marquée, mais si les éléments anatomiques qui le composent sont en définitive conservés, les courants d'induction peuvent encore y susciter des contractions ; mais si les éléments anatomiques sont altérés, s'il y a dégénérescence graisseuse, les courants d'induction sont impuissants.

Il semble que ce fut d'abord un peu empiriquement que Remak chercha quel serait l'effet, sur la contractilité musculaire, de l'application de courants produits par une pile composée d'éléments plus ou moins nombreux. Il obtint des contractions à l'ouverture et à la fermeture du courant ; il obtint même des contractions toniques en faisant passer, par un tronc nerveux, un courant très-fort et d'une application douloureuse. Or, Remak, et après lui tous les expérimentateurs, constatèrent que, dans plusieurs circonstances encore mal définies, on obtient, par les courants continus de la pile, des contractions musculaires alors que les courants d'induction n'en produisent aucune ou n'en produisent que de très-incomplètes. Il y a plus : on obtient parfois, dans des muscles paralysés, des contractions assez fortes avec un courant continu, alors que du côté sain l'application du même courant ne réveille aucune contraction, et M. Duchenne (de Boulogne) a signalé depuis longtemps des cas de paralysie traumatique dans lesquels les muscles qui se contractaient légèrement par l'influence de la volonté ne se contractaient pas sous l'influence des courants induits.

Je n'ai point à m'étendre sur le parallèle des courants induits et des courants directs de la pile, c'est sur un autre point que porte ma communication. Je me borne à rappeler que les contractions musculaires peuvent être obtenues par les courants continus dans certaines circonstances où les courants induits, c'est-à-dire ceux produits par les appareils à induction, ne peuvent en produire aucune. C'est pour obtenir ces contractions que Remak, Hiffelsheim, Erb, Hitzig, Legros et Onimus employèrent longtemps les courants continus, et lorsque plus tard on reconnut l'influence incontestable des courants de la pile sur la nutrition, on crut encore nécessaire d'employer des piles à forte tension pour vaincre la résistance que les téguments opposent au passage du courant et le faire pénétrer jusqu'au muscle. Or, comme la tension ne s'obtient qu'en employant un grand nombre d'éléments, et comme, d'autre part, les expériences de Legros et Onimus, confirmant les idées proposées par Remak, montrent qu'il faut employer des piles à assez grande surface, mais à action chimique assez faible, on a été amené à se servir d'appareils fort coûteux et très-difficilement transportables ou transportables, mais formés alors de petits éléments à action électro-chimique assez énergique. Courants puissants, appliqués pendant quelques minutes ou du moins pendant de courtes séances, telle est encore la pratique actuelle. Elle est trop connue pour qu'il soit besoin de m'étendre davantage sur ce point. Or, Messieurs, et c'est là le sujet principal de cette communication, à côté de ces deux façons d'appliquer l'électricité il en est une troisième ayant ou me paraissant susceptible d'avoir un vaste champ à explorer dans le domaine de la thérapeutique, c'est l'emploi de faibles courants appliqués d'une manière à peu près permanente.

Lorsqu'un muscle est privé de son innervation, il s'atrophie, puis il dégénère et subit ce qu'on a appelé l'atrophie graisseuse. L'électricité peut intervenir pour empêcher cette atrophie en faisant faire artificiellement au muscle des mouvements que la volonté est impuissante à susciter. Pour obtenir ces contractions, les courants interrompus, c'est-à-dire la faradisation, ont, dans la grande majorité des cas, une grande puissance, et ils sont souvent, très-souvent même, supérieurs aux courants continus.

Mais dans un certain nombre de cas qu'il est impossible de prévoir, malgré les travaux et les expériences de Ziemssen, Erb, Onimus, Robin, les courants continus seuls peuvent amener des contractions dans les muscles soustraits ou réfractaires à l'influence de la volonté, et ces contractions, qui préviendront l'atrophie et la dégénérescence, ne peuvent être obtenues qu'avec des courants ayant une forte tension, produits par conséquent par des piles formées d'assez nombreux éléments.

Là ne s'arrête pas encore l'influence des courants continus; ils agissent d'une manière incontestable sur la nutrition et peuvent non-seulement prévenir, par les mouvements qu'ils déterminent dans les muscles, mais encore arrêter et même guérir l'atrophie graisseuse des fibres musculaires, provoquer et aider ce travail de reproduction si bien étudié histologiquement par M. Hayem.

Or, avant que l'expérience ait démontré cette influence, il m'a semblé que, puisque les courants électriques d'induction et galvaniques agissaient sur le muscle par l'intermédiaire du nerf, ils pourraient bien aussi, en excitant l'action du nerf, agir sur tous les phénomènes qui sont d'une manière médiate sous l'influence de l'innervation, c'est-à-dire sur la calorification, la nutrition et même le fonctionnement des organes; mais il m'a semblé aussi que pour venir en aide à l'action nerveuse sans crainte de la perturber violemment, il fallait employer de faibles courants, et que, de plus, les actions nutritives étant continues, il fallait agir non par courtes séances, mais d'une manière en quelque sorte permanente. Mes premières tentatives remontent à 1865, un peu avant l'arrivée de Remak. J'avais à cette époque dans mon service temporaire à la Charité, où je remplaçais M. Denonvilliers, une malade atteinte de diabète. En raison d'idées personnelles sur les fonctions du foie et le diabète, idées sommairement exposées dans la *Gazette hebdomadaire* (1862), et que j'exposerai plus explicitement dans quelques années, j'appliquai le pôle positif de deux éléments de Daniell à la base du cou et le pôle négatif sur la région du foie. L'appareil n'était appliqué que pour vingt-quatre heures et à des jours irrégulièrement espacés. L'urine était analysée chaque jour par M. Fordos, pharmacien en chef de l'hôpital. Lorsque je faisais passer le courant, la quantité d'urine rendue en vingt-quatre heures s'abaissait de 6 litres en moyenne à 1 litre, la soif diminuait dans la même proportion et la quantité de sucre rendue dans cet intervalle diminuait également des quatre cinquièmes ou des cinq sixièmes. Mon départ de l'hôpital me força à interrompre l'expérience, que je ne pus mener jusqu'à la guérison et que je n'eus plus depuis l'occasion de reprendre. Elle ne me laissait du moins aucun doute sur l'influence d'un courant faible continu.

Cette faiblesse du courant, son peu de tension, semblent le rendre incapable de traverser des tissus et d'influencer les parties profondes. C'est là l'objection qui se présente tout de suite lorsqu'on n'a égard qu'aux phénomènes électriques observés dans les corps ou à la surface des corps inorganiques; aussi, lorsqu'il y a quelques années je proposai devant la Société de chirurgie d'appliquer un large électrode recouvrant une compresse mouillée sur un anévrysme sacciforme de l'aorte faisant saillie à l'extérieur, et de tenter dans ce cas, au-dessus de toutes les ressources de la thérapeutique, l'emploi d'un courant continu, plusieurs de nos collègues, ayant en vue les phénomènes physiques, mais méconnaissant les phénomènes vitaux produits par l'électricité, objectèrent que le courant passerait par la peau et même par la surface de la peau, mais ne ferait pas sentir son influence sur l'anévrysme.

C'est en vertu des mêmes idées que l'on emploie des courants à forte tension, dans la conviction que c'est seulement ainsi qu'on peut espérer pénétrer profondément. Ce sont ces idées que je viens rectifier avec les faits, en montrant qu'un très-faible courant a une action incontestable sur l'organisme.

On est bien obligé d'admettre aujourd'hui qu'un courant continu énergique traverse les téguments et peut influencer les muscles et les nerfs, et MM. Onimus et Robin ont montré de plus qu'un pareil courant, non-seulement ne se propage pas en droite ligne d'un rhéophore à l'autre, mais qu'il détermine au sein des tissus la formation de courants dérivés, lesquels ne se produisent pas avec les courants d'induction ou courants interrompus. Mais si ces effets peuvent être produits, si la résistance au passage de l'électricité peut être vaincue avec des piles à forte tension, avec des appareils composés de vingt, trente, quarante éléments, peut-on espérer les obtenir lorsqu'on n'emploie que deux ou trois couples d'une pile de Callot? Telle ne paraît pas être l'opinion de M. Onimus, auquel ses beaux travaux sur l'électricité médicale donnent une légitime autorité en pareille matière. Le hasard m'ayant fait me rencontrer avec M. Onimus lorsque je priai M. Trouvé de m'envoyer à Lariboisière les quatre éléments dont je désirais me servir pour les deux malades que je vous ai présentés, notre confrère émit plus que des doutes sur la possibilité d'obtenir un effet quelconque par un pareil moyen, et je crois que, sans son extrême urbanité, il eût émis sur ma tentative une opinion plus défavorable encore. Heureusement j'avais, pour ranimer ma confiance, l'expérience du passé, et ces deux nouveaux succès viennent encore la confirmer.

Cependant, en vertu du proverbe *Post hoc, ergo propter hoc*, on pourrait dire que la guérison de ces malades a pu être le résultat d'une simple coïncidence, et que cela ne prouve pas que le courant traverse les organes et influence leur nutrition. En effet, un galvanomètre ordinaire indique à peine ou même n'indique pas le passage du courant lorsque les rhéophores sont appliqués à une assez forte distance, l'un par exemple à l'épaule et l'autre au poignet, et lorsqu'on n'emploie qu'un ou deux éléments. Malheureusement pour l'objection, il peut se produire accidentellement, et l'on peut produire à volonté des effets matériels qui ne laissent aucun doute sur l'action électrique. J'applique toujours au-dessous des rhéophores une compresse mouillée; or, lorsque le malade, s'étant débarrassé de son appareil pour se lever, le réappliquait lui-même sans précaution et laissait un des points de la surface métallique en contact direct avec la peau, on était sûr en pareil cas qu'il se produirait une eschare, et j'ai dû me prémunir contre la possibilité de cet accident en enfermant les rhéophores dans de petits sacs de linge. Je ne suis même pas certain que, par de longues séances, avec de trop nombreux éléments, on n'arriverait pas au même résultat, malgré l'interposition d'une compresse mouillée.

Les courants faibles produits par un ou deux éléments de Callot de moyenne grandeur agissent; cela est aujourd'hui hors de doute. Ils n'amènent pas de contraction musculaire, et ils n'amènent même pas de douleur au moyen de la fermeture ou de la rupture du circuit; mais ils agissent sur les muscles paralysés et atrophiés, en modifiant leur nutrition, en leur rendant leur volume, leur motilité et leur énergie d'action, et c'est aussi en modifiant la nutrition qu'ils amènent la guérison des contractures.

Comment cette action s'exerce-t-elle? Quel est le mécanisme des phénomènes? Nous sommes ici en pleine hypothèse; mais l'esprit humain est tellement porté à rechercher les causes et à vouloir malgré tout une explication même insuffisante des faits qu'il observe, que je suis bien forcé de faire aussi une courte excursion dans les nuages de la théorie. Chose assez singulière, MM. Legros et Onimus, tout en préconisant l'usage des courants énergiques, attribuent au passage de ce courant une sorte d'action catalytique sur les parties même éloignées. « Il faut, disent-ils (page 80), pour électriser directement les nerfs, employer des courants à haute tension et, comme nous l'indiquerons tout à l'heure, rapprocher le plus possible les nerfs des électrodes. Mais, hâtons-nous de le dire, le *nerf vivant* n'est pas un conducteur ordinaire. Ses propriétés physiques le rendent, il est vrai, mauvais conducteur de l'électricité; ses propriétés vitales, au contraire, le rendent très-sensible aux phénomènes électriques. Il n'a pas besoin d'être traversé dans toute sa longueur par le courant pour réagir et pour être influencé par l'électricité; il lui suffit, pour cela, d'être traversé en un point, *ou peut-être même d'être rapproché d'un courant électrique. Il possède presque la sensibilité et les propriétés de l'aiguille aimantée*, comme semble le prouver la sensibilité de la grenouille dite galvanoscopique. »

J'accepte pleinement, pour ma part, le rapprochement fait par les auteurs du *Traité d'électricité médicale;* en effet, ne pourrait-on pas admettre que l'action du courant faible et permanent d'une ou deux piles de Daniell ou de Callot pût influencer les courants électriques naturels développés au sein de nos tissus, courants qui paraissent naître sous l'influence de la nutrition?

En 1858, étudiant la structure des poissons électriques (journal *le Progrès*), M. Gavarret disait : « Les appareils électriques peuvent être ramenés à un même type fondamental. Partout, en effet, nous avons rencontré des lamelles organiques très-multipliées, très-minces, gorgées de liquides, accolées de manière à former une batterie ou une pile membraneuse. Ces assemblages de membranes s'éloignent sans doute beaucoup des piles ordinaires composées de liquides et de lames métalliques associées dans un ordre déterminé, et dans lesquelles le courant électrique est produit par l'action chimique des liquides sur les métaux; cependant il ne faudrait pas attacher une trop grande importance à ces différences de composition... Par une série d'expériences très-remarquables, L. Foucault a démontré qu'on peut former des piles sans métal, à grand nombre d'éléments, avec tous les liquides conducteurs qui ne se précipitent pas les uns sur les autres. »

Depuis l'époque où M. Gavarret écrivait ces lignes, et dans ces dernières années, M. Becquerel a montré que, si l'on sépare par une membrane organique ou par des tubes capillaires deux dissolutions conductrices de l'électricité, on constitue un circuit électro-chimique pouvant donner lieu à des effets chimiques. Cette disposition se retrouve presque partout dans l'organisme, et il existe dans le corps un nombre incalculable de couples électro-capillaires donnant lieu, dans le même tissu, à des courants qui agissent sans interruption pendant la vie et quelque temps après la mort (Onimus et Legros, p. 119). Les parois des tissus qui servent d'électrodes aux couples électro-capillaires sont elles-mêmes soumises aux actions électro-chimiques; elles éprouvent donc des effets de décomposition et de recomposition, et les principes élémentaires des organes sont ainsi renouvelés. Tout échange de matière au sein de nos tissus, toute combinaison chimique, engendrent un courant électrique; et, sans tomber dans l'exagération, sans faire jouer à l'électricité un rôle prédominant (en l'envisageant, non comme résultat, mais comme cause des phénomènes nutritifs), on ne peut mettre en doute l'influence des courants électriques continus sur la nutrition, même lorsque ces courants ont peu d'intensité; on ne peut surtout mettre en doute le passage du courant, puisque, ainsi que je l'ai dit plus haut, des eschares se forment près des rhéophores métalliques lorsqu'on les applique directement sur la peau, et alors même que le galvanomètre indique à peine le passage de l'électricité.

Si les courants d'induction ont une action incontestable sur les paralysies musculaires avec ou sans atrophie simple des muscles, ils sont sans action sur les contractures, et même leur emploi ne saurait guère être que nuisible, à moins, comme l'a fait M. Duchenne, qu'on n'applique la faradisation aux muscles antagonistes et non aux muscles contracturés. Au contraire, les courants continus ont une action incontestable et favorable sur ces contractures. Lorsque Remak vint à Paris, en 1865, il fit, à l'hôpital de la Charité, des expériences extrêmement intéressantes. Parmi les malades qui lui furent confiés se trouvait un homme qui ne pouvait lever le bras, par suite, comme on le croyait, d'une paralysie du deltoïde. Remak montra que l'impossibilité des mouvements tenait à une contracture du grand pectoral et annonça qu'il la ferait rapidement cesser par l'application du courant constant. En effet, après deux applications de quelques minutes, le malade était guéri. M. Onimus cite dans son livre un cas semblable tiré de sa pratique personnelle, et plusieurs autres exemples moins remarquables par la rapidité du résultat, mais également probants sous le rapport de la guérison. L'action sédative des courants continus reconnue par Remak, et prouvée depuis par la plupart des observateurs, demande des courants faibles et assez longtemps continués. Mais on peut entendre d'une manière fort différente la signification à donner à ces mots. Pour moi, un courant faible est produit par deux ou trois éléments ; M. Onimus, qui recommande les courants de peu d'énergie, employa, dans les observations auxquelles je viens de faire allusion, dans un cas, trente éléments ; dans un autre, quarante. Il faut aussi s'entendre sur ce qu'il faut appeler une longue durée de l'application des courants. Remak se servait de ce qu'il appelait un *courant au repos* lorsqu'il laissait les rhéophores immobiles pendant les quelques minutes que durait la séance. M. Onimus prolonge rarement l'application au delà d'un quart d'heure. Il y a loin, comme on le voit, de ce mode d'emploi à la permanence du courant maintenu pendant douze heures consécutives, parfois pendant plusieurs jours; et il ne s'agit pas d'une simple question de durée ou de l'emploi d'un nombre plus ou moins grand d'éléments ; il y a une action différente à produire, des effets différents à obtenir.

En résumé, les courants d'induction tels qu'on les obtient avec l'appareil de M. Duchenne (de Boulogne) et tous les autres appareils en usage en médecine, paraissent être surtout utiles en suscitant artificiellement des mouvements dans des muscles que la volonté serait impuissante à faire se contracter. Ils préviennent l'atrophie simple, peuvent même prévenir l'atrophie graisseuse, mettent le muscle en état de pouvoir obéir plus tard aux ordres de la volonté lorsqu'il y aura eu régénération des éléments nouveaux altérés ou détruits. C'est par cette sorte de gymnastique fibrillaire qu'ils agissent sur la nutrition du muscle. Peut-être même, par l'excitation qu'ils déterminent, peuvent-ils réveiller l'action nerveuse.

Mais il est des cas dans lesquels ces contractions ne peuvent être réveillées par les courants induits, tandis que les courants continus les déterminent. Les conditions anatomiques et physiologiques des phénomènes sont encore enveloppées de beaucoup d'obscurité ; mais, en définitive, on comprend que les courants, n'eussent-ils qu'une action mécanique (la gymnastique musculaire), seront utiles de la même façon que les courants induits, et qu'ils devront être employés à leur défaut, puisque ces courants induits sont sans action. Or, pour obtenir les contractions, on ne peut faire usage que des courants à forte tension produits par des piles à nombreux éléments, tels que les employa Remak, tels que les emploient MM. Onimus et Legros.

Les courants continus, même énergiques, ont une action marquée sur la nutrition, une action qui paraît directe et qui se traduit par un arrêt de la dégénérescence graisseuse par la reproduction plus rapide des éléments anatomiques; par une accélération du mouvement de résorption et de recomposition des tissus.

L'action sédative des courants continus, importante contre

les névralgies, est des plus remarquables contre les contractions musculaires. Les courants induits sont au contraire plus nuisibles qu'utiles. Or, dans les cas où il faut agir sur la nutrition, c'est-à-dire sur des phénomènes continus, incessants mais lents, il m'a semblé qu'il y aurait peut-être avantage à employer des courants faibles et permanents. L'expérience a justifié mes prévisions pour ce qui regarde les paralysies et les contractures. Serai-je aussi heureux pour ce qui regarde des phénomènes purement nutritifs? Je l'ignore. J'ai commencé des tentatives analogues contre les opacités cristalliniennes, l'atrophie des membranes oculaires, et il est évident que dans ces cas on ne pourrait employer des courants énergiques.

Scientifiquement, bien qu'il soit prématuré de poser des indications précises sur un sujet encore à l'étude, je crois pouvoir dire : Dans les paralysies incomplètes, lorsque le courant induit peut amener des contractions musculaires, il faut employer les courants induits ou interrompus.

Dans les paralysies incomplètes, surtout s'il y a commencement d'atrophie, et dans les paralysies complètes dans lesquelles le courant seul réveille des contractions, il faut employer le courant continu et se servir de nombreux éléments lorsqu'on veut obtenir des contractions immédiates.

Mais dans toutes les paralysies avec atrophie simple ou graisseuse, surtout dans les paralysies atrophiques réflexes, ou consécutives à une contusion, dans tous les cas où l'on veut agir sur la nutrition du muscle, il faut employer les courants faibles et permanents, ou du moins des courants faibles et longtemps continués. Enfin, dans tous les cas de contracture ou de paralysie avec contracture, il faut employer les courants faibles et permanents.

Il serait imprudent et prématuré de dire que les courants faibles et permanents peuvent être presque toujours substitués aux courants énergiques et temporaires; mais on peut affirmer qu'ils peuvent les remplacer dans un grand nombre de cas, et cela a une grande importance au point de vue de la pratique professionnelle.

Il y a, en effet, un immense avantage à ne pas être astreint à se servir d'appareils coûteux, encombrants et fort peu transportables. L'appareil de Remak coûte plusieurs centaines de francs, et on peut le dire intransportable.

Les appareils dans lesquels les éléments ont une certaine surface ont les mêmes inconvénients. La pile au chlorure d'argent de Gaiffe est exempte de ce reproche, mais elle est passible d'un autre assez sérieux, la petite dimension et la grande force électro-chimique des éléments qui la composent.

Quel que soit l'appareil, le médecin ne peut guère en imposer la dépense au malade, il doit donc le transporter partout avec lui et ne procéder que par séances plus ou moins longues. Ces difficultés d'application expliquent comment l'emploi des courants continus ne s'est pas davantage vulgarisé.

Avec les courants faibles et permanents, il faut deux ou trois éléments de Callot, 2 ou 3 mètres de fil de cuivre recouvert de gutta-percha et un fragment de métal quelconque (ne serait-ce qu'un débris de boîte de conserves), c'est-à-dire une dépense de 5 francs au moins, de 10 au plus, et il est peu de malades qui ne puissent la supporter, quelque peu fortuné que soit le milieu où l'on exerce. Ces considérations pécuniaires peuvent être peu scientifiques, mais elles sont du moins d'une grande importance pratique.

Malgré la faiblesse du courant, il faut avoir soin que les

conducteurs métalliques ne touchent pas la peau, car on pourrait déterminer la formation d'eschares superficielles. Mais nous pouvons ajouter, par contre, aux avantages de ces courants, la facilité de s'en servir pour détruire les tumeurs par électrolyse, et la faible intensité du courant exempte même le malade des secousses douloureuses qu'il éprouve avec les appareils plus énergiques quand on ferme et quand on rompt le circuit.

Un mot en terminant sur la pile à employer. Je me suis servi de la pile de Callot, légèrement mais utilement modifiée par M. Trouvé. Elle se compose d'un vase cylindrique,

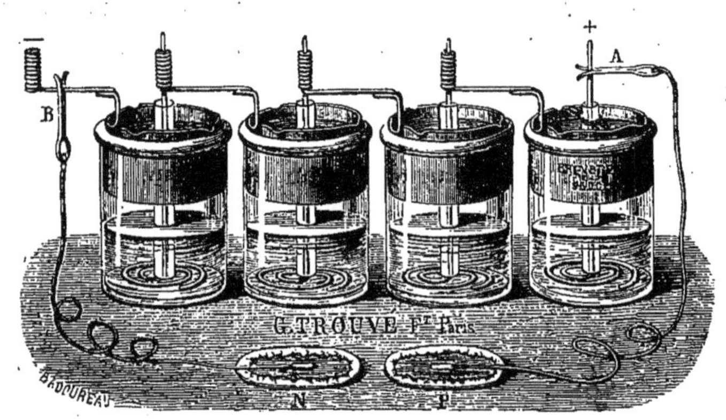

au fond duquel se trouve un fil de cuivre rouge enroulé en spirale aplatie, et s'élevant au milieu du liquide sous la protection d'un tube de verre qui l'isole. A la partie supérieure se trouve une lame de zinc recourbée en cercle sur elle-même. La pile, qui n'a aucun vase poreux, se charge en remplissant le vase avec de l'eau et en y jetant quelques cristaux de sulfate de cuivre, qu'on remplace au fur et à mesure de l'usure. Outre son prix très-modique, cette pile a encore un autre avantage, c'est qu'on peut très-facilement la construire soi-même, puisqu'on trouve partout du zinc laminé, tel qu'on l'emploie pour la toiture, et du fil de cuivre rouge. Cependant, j'avais cru tout d'abord que cette pile présentait un inconvénient assez sérieux : la presque impossibilité de la changer de place une fois chargée, le mouvement devant avoir pour résultat d'opérer le mélange des deux couches liquides superposées, et par conséquent de détruire l'action de la pile et de forcer à la recharger de nouveau. La théorie est renversée par la pratique. Non-seulement on peut transporter la pile d'un lieu à un autre, dans une même habitation, sans que les oscillations imprimées au liquide arrêtent l'action électrique; mais je me suis assuré que leur mélange intime est presque sans effet sur l'intensité du courant. La couche inférieure, d'une couleur verte, est constituée par du sulfate de cuivre en solution, la couche supérieure par une solution transparente de sulfate de zinc; si, après avoir interposé un galvanomètre dans le circuit, on mélange avec une spatule les deux couches de sulfates, on voit que l'aiguille subit à peine quelques oscillations. Il y a plus, au bout de peu de temps, par un phénomène de polarisation, les liquides, se rendant à leurs pôles respectifs, se séparent spontanément : si donc on avait à transporter à une grande distance une de ces piles, il suffirait de décanter la couche supérieure et de verser le reste dans un flacon. Une fois arrivé à destination, il suffirait de reverser ce liquide dans la pile, en y ajoutant assez d'eau pour rétablir le niveau. Lorsqu'on n'a pas à sa disposition de galvanomètre, il est facile de s'assurer de l'activité de la pile en approchant simultanément du bout de la langue les extrémités du fil conducteur; la sensation de picotement que l'on éprouve indique à coup sûr le passage du courant.

Dans ces derniers temps, M. Morin, constructeur d'appareils électriques, a imaginé une petite pile à courant constant, formé d'une lame de cuivre enroulée en cylindre, au centre duquel se trouve maintenu par une couche de sable un cylindre plein de zinc. Très-portatif, assez puissant, à l'abri des variations dues à l'évaporation de l'eau, et très-transportable, puisque le flacon est fermé par un bouchon, ce petit appareil, d'un prix également très-modique (1 fr. 25 par éléments), peut être employé aux mêmes usages que la pile Callot-Trouvé.

FIN

PARIS. — IMPRIMERIE DE E. MARTINET, RUE MIGNON, 2.

www.ingramcontent.com/pod-product-compliance
Ingram Content Group UK Ltd.
Pitfield, Milton Keynes, MK11 3LW, UK
UKHW012304240726
13966UKWH00004B/1633